BEI GRIN MACHT SICH IHR WISSEN BEZAHLT

AF136442

- Wir veröffentlichen Ihre Hausarbeit, Bachelor- und Masterarbeit

- Ihr eigenes eBook und Buch - weltweit in allen wichtigen Shops

- Verdienen Sie an jedem Verkauf

Jetzt bei www.GRIN.com hochladen und kostenlos publizieren

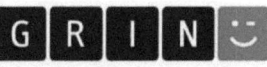

Schmerzmanagement bei Menschen mit Demenz

Adäquates Schmerzmanagement bei Menschen mit Demenz in stationären Pflegeeinrichtungen

Sabrina Koenig

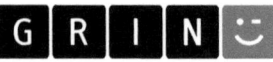

Bibliografische Information der Deutschen Nationalbibliothek:

Die Deutsche Nationalbibliothek verzeichnet diese Publikation in der
Deutschen Nationalbibliografie; detaillierte bibliografische Daten sind
im Internet über http://dnb.d-nb.de abrufbar.

ISBN: 9783346586377
Dieses Buch ist auch als E-Book erhältlich.

Druck und Bindung: Books on Demand GmbH, Norderstedt Germany
Gedruckt auf säurefreiem Papier aus verantwortungsvollen Quellen

Das vorliegende Werk wurde sorgfältig erarbeitet. Dennoch
übernehmen Autoren und Verlag für die Richtigkeit von Angaben,
Hinweisen, Links und Ratschlägen sowie eventuelle Druckfehler keine
Haftung.

Das Buch bei GRIN: https://www.grin.com/document/1169465

Schmerzmanagement bei Menschen mit Demenz

Adäquates Schmerzmanagement bei Menschen mit Demenz in stationären Pflegeeinrichtungen

von

Sabrina König

Inhalt

1 Einleitung

Schmerzmanagement ist ein zeitaufwendiger und komplizierter Prozess. Studien zufolge sind 50% der Fälle unzureichend behandelt. Vor allem bei älteren Menschen ist das Schmerzmanagement eine Herausforderung. Es gibt eine multiple Anzahl an Gründen, die Schmerzen verursachen können. Außerdem kann die Polypharmazie die Schmerzmechanismen negativ beeinflussen.[1]

Bei älteren Menschen, die in einer Hausgemeinschaft leben, haben mindestens 50% chronische Schmerzen. In Pflegeheimen sind es sogar 80%. Die Anzahl der Zupflegende wird aufgrund des demographischen Wandels weltweit steigen. Demzufolge muss ein stärkeres Bewusstsein für das Schmerzmanagement in dieser Bevölkerung entwickelt werden, da es häufig der Fall ist, dass Professionell-Pflegende Schmerzen bei älteren Menschen unzureichend einschätzen, behandeln und/ oder medikamentös einstellen.[2] Es gehen jährlich über 600 Billionen US$ für Produktivitätskosten oder als Ausgaben des Gesundheitswesens für die Schmerztherapie verloren.[3] Noch komplexer ist das Schmerzmanagement bei Menschen mit einer Demenz in stationären Pflegeeinrichtungen. Es ist dabei noch wichtiger differenzierter auf die verschiedenen Schmerzarten einzugehen. Viele der Betroffenen leiden an akuten und/ oder chronischen Schmerzen. Nur durch ein sorgfältiges Management, kann eine adäquate Schmerzeinstellung stattfinden. Schmerz benötigt demzufolge ein systematisches Assessment und Management, um die genaue Schmerzart zu identifizieren und das richtige Level von Analgetika festzulegen.[4] Nicht selten reagieren Betroffene der Demenz mit aggressiven bzw. herausforderndem Verhalten. Dieses Verhalten wird bei manchen mit freiheitsentziehenden Maßnahmen, bei anderen wiederum mit Psychopharmaka kontrolliert. Beides greift die Autonomie der Betroffenen an. Außerdem steigern Psychopharmaka das Risiko der Sedierung, an extrapyramidalen Symptomen und Stürzen. Jüngste Studien sind der Auffassung, dass das Vorhandensein von Schmerzen bei Menschen mit Demenz zu diesem aggressiven Verhalten beitragen. Vor allem Menschen in fortgeschrittenen Stadien der Demenz können sich nicht mehr adäquat äußern und nutzen das aggressive Verhalten um zu kommunizieren, dass sie ein Bedürfnis haben, das nicht befriedigt ist.[5] Im Rahmen dieser Projektarbeit soll beantwortet werden, inwieweit sich das Schmerzerleben bei Menschen mit Demenz im Vergleich zu kognitiv-uneingeschränkten Menschen unterscheidet. Ziel der Projektarbeit ist es aufzuzeigen, welche evidenzbasierten Interventionen es gibt, die zu einem adäquaten Schmerzmanagement bei Menschen mit Demenz beitragen. Dies wurde anhand einer

---

[1] Vgl. Paladini, A., Fusco, M., Coaccioli S. (2015), S.864
[2] Vgl. Schofield, P., (2012), S.34
[3] Vgl. Americ, S., Laird, J., Chapell, A. (2014), S. 8
[4] Vgl. Husebo, B., Achterberg, W., Flo, E., (2016), S. 481
[5] Vgl. Ahn, H., Horgas, A. (2014), S. 105-106

systematischen Literaturrecherche durchgeführt. Dabei wurden verschiedene Datenbanken durchsucht, sowie Zeitschriften verwendet.

Datenbank	Suchwörter	Eingrenzungen	Treffer
CINAHL	Dementia OR Alzheimers AND pain	Keine	1337
CINAHL	Dementia OR Alzheimer AND pain	2000-2018	901
CINAHL	Dementia OR Alzehimer AND pain management	2008-2018	162
Medline	Dementia OR Alzheimers AND pain	Keine	2957
Medline	Dementia OR Alzheimers AND pain	2008- 2018	2008
Medline	Dementia OR Alzheimers AND pain management	2008- 2018	376

Zeitschriften:

- Dementia and Geriatric Cognitive Disorders. Extra
- Geriatric Medicine
- Pain Physician
- Pain Studies and Treatment
- Pain Reports

2 Schmerz

2.1 Definition von Schmerz

Schmerz ist laut der IASP „an unpleasant sensory and emotional experience associated with actual or potential tissue damage or described in terms of such damage"[6]. Eine weitere Definition ist die von McCaffery and Beebe. „Schmerz ist das, was die wahrnehmende Person sagt, was es ist und es existiert immer, wenn die wahrnehmende Person sagt, dass es existiert"[7]. Schmerz ist gekennzeichnet von Nozizeption. Dies ist ein neurophysiologisches Schutzsystem, welches zum Ziel hat interne und externe Reizintensitäten zu erkennen, welche die physikalische Integrität eines Individuums bedrohen.

In der Fachliteratur wird zwischen akuten und chronischen Schmerzen unterschieden. Als akut werden Schmerzen definiert, welche plötzlich auftreten und durch die Behandlung der ursächlichen Läsion temporär anhalten und reversibel sind. Akute Schmerzen können als Warnsignal gesehen werden, da sie über interne oder externe Läsionen informieren. Chronische Schmerzen hingegen werden als multidimensionales Syndrom beschrieben und treten trotz der Beendigung des Heilungsprozesses auf. Chronische Schmerzen bestehen, wenn der Schmerz länger als drei Monate anhält. Aber auch, wenn die Schmerzen psychologische Auswirkungen auf die Stimmung, tägliche Aktivitäten und die Lebensqualität haben[8].

2.1.1 Komponente des Schmerzes

Subkortikale und kortikale Gehirnabschnitte spielen eine Rolle beim medialen und lateralen Schmerzsystem. Beide Schmerzsysteme beginnen mit den primären peripheren afferenten Neuronen (Nozizeptoren). Die Nozizeptoren reagieren auf unimodale oder polymodale mechanische, thermische, chemische oder elektrische Reize.[9] Zum medialen Schmerzsystem gehört der spinothalamische Trakt, welcher direkt zu den intralaminaren Thalamusnuklei verläuft, der spinoretikuläre Trakt, welcher direkt zu der Retikulärformation (Parabrachialer Nucleus und Locus Caeruleus) und der Spinomittelhirn-Trakt, der direkt zum Mittelhirn (periaquäduktale Graue Substanz) verläuft. Das Mittelhirn und die Retikulärformation sind miteinander verbunden, sowie die intralaminaren und medialen Thalamusnuclei. Auch der Inselcortex, der Scheitellappen des Großhirns, der sekundäre somatosensorischer Kortex, das anteriore Zingulum, die Amygdala, der Hippocampus und der Hippothalamus sind Teil des medialen Schmerzsystems. Der Inselcortex, der

---

[6] Merskey, H.; Bogduk, N. (1994), http://www.iasp-pain.org (Stand: 20.09.18)
[7] McCaffery, Beebe in Martin, E. in Pickering, G. (2018), S. 7
[8] Vgl. Martin, E. in Pickering, G.(2018), S.7 ff.
[9] Vgl. Monroe, T.; Gore, J.; Chen, L. (2012), S. 3

4

somatosensorische Kortex und der Scheitellappen sind Teil der perisylvischen Bereichs. Wenn dieser Bereich durch Läsionen gestört ist, kann es zu einer Änderung der Schmerzwahrnehmung kommen. Das mediale Schmerzsystem spielt einer Rolle bei der motivational-affektiven und der kognitiv-evaluativen Komponente des Schmerzes und dem Schmerzgedächtnis. Das laterale Schmerzsystem besteht aus Neuronen des spinothalamischen Trakts und verläuft über den lateralen Thalamus zum primären somatosensorischen Kortex, dem Scheitellappen und dem Inselcortex. Das laterale Schmerzsystem ist bei der sensorisch-diskriminativen Komponente des Schmerzes beteiligt.[10] Die sensorische-diskriminative Komponente gibt Auskunft über die Lokalisation, Intensität und Qualität des Schmerzes.[11] Durch den spinothalamischen Trakt, welcher im Rückenhorn beginnt, werden nozizeptive Reize eingeleitet und an den lateralen Thalamus vermittelt. Anschließend wird der primäre und sekundäre somatosensorische Kortex aktiviert. Nozizeptive Reize aktivieren zudem den Scheitellappen und den Inselcortex über den lateralen Thalamus. Ist der Scheitellappen intakt, ist auch die Schmerzschwelle normal. Durch die Projektion der medialen und intralaminaren Thalamuskerne auf die Insula, können die nozizeptiven Reize lokalisiert und kodiert werden. Inputs vom spinothalamischen Trakts über den spinoretikulären Trakt, dem intralaminaren und medialen Thalamuskernen sind mit dem verbundenen anterioren Zingulum bei den motivational-affektiven Eigenschaften des Schmerzes beteiligt.[12] Die motivational-affektive Komponente ist für die emotionale Reaktion auf den Schmerz verantwortlich.[13] Der Hypothalamus und der präfrontale Kortex spielen ebenso eine Rolle bei der motivational-affektiven Komponente. Bei der kognitiven-evaluativen Komponente werden nozizeptive Informationen über den Locus Caeruleus an den Kortex vermittelt, dadurch werden Informationen über die Bedeutung und Auswirkung des Schmerzes gegeben. Der sekundäre somatosensorische Kortex und das anteriore Zingulum reagieren weniger auf schmerzvolle Reize, wenn man mit einer kognitiven Leistung beschäftigt ist. Beim Empfangen von mehreren Schmerzbahnen, die im Rückenmark und dem posterior parietalen kortikalen Bereichen, in denen sich kognitive Prozesse abspielen, entstehen, spielt der anterior cinguläre Kortex eine Rolle bei der Verarbeitung von kognitiv-evaluativen Eigenschaften des Schmerzes. Durch die Speicherung nozizeptiver Informationen in der Amygdala, können Menschen affektive Schmerzen abspeichern und wahrnehmen, die früher im Leben erfolgten. Der Hippocampus und die Amygdala sind beim Schmerzgedächtnis involviert. Auf der Ebene des Mittelhirns ist die periaquädtale Graue Substanz bei vielen autonomen Prozessen beteiligt. Über der Hypothalamus-Hypophysen-

---

[10] Vgl. Scherder, E.; Sergeant, J.; Swaab, D, (2003), S.677f.
[11] Vgl. Cunningham, C.; McClean, W.; Kelly, F. (2010), S.30
[12] Vgl. Scherder, E.; Sergeant, J.; Swaab, D, (2003), S.677f.
[13] Vgl. Cunningham, C.; McClean, W.; Kelly, F. (2010), S.30

Nebenniere-Achse spielt der Hypothalamus eine große Rolle bei der aversiven und autonomen-neuroendokrinen Reaktion auf Schmerz. Der Hypothalamus hat wechselseitige Wirkungen mit dem präfrontalen Kortex, der Amygdala und dem Hippocampus. Der Nucleus tuberomammillaris und der Nucleus paraventricularis sind Bestandteile des Hypothalamus. Der Nucleus tuberomammillaris enthält Histamine. Der Nucleus paraventricularis ist bei der Synthese von Oxytocin, Arginin-Vasopressin und gleichzeitig Kortikotropin-freisetzende-Hormone beteiligt.[14]

2.1.2 Prozess der Schmerzentstehung

Schmerz wird darüber hinaus auch als nozizeptiv, neuropathisch, entzündlich und noziplastisch definiert. Nozizeptiver Schmerz entsteht durch exzessiver Stimulation der Nozizeptoren in der Haut (somatisch) und inneren Organen (viszeral) und erfolgt bei einem normal funktionierenden somatosensorischen System. Neuropathischer Schmerz entsteht durch eine Verletzung oder Krankheit des peripheren oder zentralen somatosensorischen Nervensystems. Entzündliche Schmerzen sind begründet durch Verletzuhgen der inneren Organe, z.B. Verdauungsschmerzen. Noziplastische Schmerzen haben keine eindeutige somatische Herkunft, sondern sind meistens durch psychologische Faktoren begründet.[15] Auch periphere Mastzellen spielen eine Rolle bei der Schmerzentstehung. Werden Nervenenden stimuliert, sodass Schmerzen gefühlt werden, wird ebenso, das in der Umgebung liegende Gewebe stimuliert. Es entsteht eine Schmerzeinheit. Periphere Mastzellen sind Teil dieser Scherzeinheit, da sie in unmittelbarer Umgebung der Nervenenden und des Gefäßsystems vorkommen. Bei einer aufkommenden Stimulation aufgrund einer Verletzung oder Entzündung werden Mediatoren, wie Bradykinin, Prostaglandin und Histamin, von den Mastzellen ausgeschüttet, welche die nozizeptiven Afferenten stimulieren. Es kann zu einer Degranulation der Mastzellen kommen durch Neuropeptide, welche auch für hochregulierende lokale Entzündungen sorgen und damit zu größeren Schmerzen führen können. Durch Rekrutierung der Mastzellen von anderen Immunzellen kann dies nicht nur die verletzten Zonen, sondern auch die benachbarten Gebiete beeinträchtigen. Dies wiederum kann zu einer Hyperalgesie führen. Mastzellen im zentralen Nervensystem spielen eine Rolle bei der Integration des Schmerzes. Sie befinden sich dort zum Teil im Thalamus, in dem eine nozizeptive Verstärkung durch andere Neuronen stattfindet. Durch die Kooperation der peripheren und zentralen Mastzellen mit anderen Immunzellen kann es zu einer zentralen Sensibilisierung kommen. Wird dies nicht frühzeitig erkannt, können die Aktivitäten der Mastzellnerven zu einer nozizeptiven

---

14 Vgl. Scherder, E.; Sergeant, J.; Swaab, D, (2003), S.677f.
15 Vg. Pickering, G., Zwakhalen S., Kaasalainen S., (2018), (Cham), S.7 f.

Sensibilisierung führen und die Schmerzschwelle sinkt. Schmerzsignale werden fehlinterpretiert und es kommt zur Hyperalgesie. Werden zudem die Nozizeptoren dauerhaft gereizt, kann dies zu einer Sensibilisierung der Neuronen des Rückenmarks und damit zu einer zentralen Sensibilisierung führen. Auf der spinalen Ebene spielen Gliazellen eine wichtige Rolle als Mediator im Schmerzprozess. An der Stelle der Verletzung oder Krankheit interagieren Microgliazellen mit spinalen Neuronen. Durch eine Bindung von Zelloberflächenmolekülen können Microgliazellen aktiviert werden und reagieren auf pro-inflammatorische Signale, die von peripheren Zellen, wie Mastzellen, freigesetzt werden. Microgliazellen und Mastzellen beeinflussen sich gegenseitig. Zum einen auf direkten Wege über zelluläre Mediatoren, zum anderen auf indirekten Wege über somatosensorischen Neuronen. Diese Beeinflussung kann zu einer Verstärkung von peripheren Schmerzen auf der Wirbelsäulenebene beitragen. Aktivierte Microgliazellen können durch die Freisetzung von proinflammatorischen Zytokinen, Chemokinen und Proteasen zu Schmerzzuständen beitragen. Desweiteren können systemische Entzündungen Signale aussenden, die mit dem Gehirn kommunizieren und den Stoffwechsel und das Verhalten eines entzündungsfördernden Phänotyps von Microgliazellen verändern können. Ein Astrozyt ist ein bestimmter Zelltyp der Gliazellen und befindet sich im Zentralen Nervensystem. Astrozyten sind bei der Schmerzförderung, sowie bei neuropathischen Schmerzen beteiligt.[16]

2.1.3 Akuter Schmerz und Chronischer Schmerz

Akuter Schmerz entsteht durch akute nozizeptive Impulse. Elektrophysikalische und neurochemische Mechanismen sind dabei beteiligt. Zuerst entsteht durch thermische, mechanische, chemische oder elektrische Reize ein nozizeptiver Impuls. Über die Nozizeptoren wird das Signal übertragen bis zu den primären afferenten Nervenfasern. Dort wird das Signal verstärkt und über das Hinterhorn des Rückenmarks an die supraspinalen Ebene angepasst. Es kommt zur Signalintergration und der nozizeptive Impuls wird in eine bewusste Nachricht umgewandelt. Es wird Schmerz empfunden mit einer sensorisch-diskriminativen und einer motivational-affektiven Komponente. Diese übermittelt das unangenehme Gefühl des akuten Schmerzes.[17]

Ist eine Läsion inmitten der Abheilung lassen normalerweise auch die Schmerzen nach. Ist die Verletzung weiterhin intensiv und dauerhaft oder der Schmerz krankheitsbedingt kann dies sekundäre Mechanismen aktivieren und zu chronischen Schmerzen führen. Greifen diese Mechanismen im peripheren und zentralen Nervensystem, kann das zur Allodynie

---

[16] Vgl. Paladini, A., Fusco, M., Coaccioli, S., (2015), S. 866
[17] Vgl. Pickering, G., Zwakhalen S., Kaasalainen S., (2018), (Cham), S. 9 f.

und Hyperalgesie führen. Ein essentieller Prozess der Entwicklung und Erhaltung von chronischen Schmerzen ist die Sensibilisierung des Nozizeptiven Systems. Durch sich ständig wiederholende oder intensiven schädlichen Reize entsteht dieser Prozess. Bei der peripheren Sensibilisierung wächst die Sensibilität der nozizeptiven, primären, afferenten Nervenfasern gegenüber den nozizeptiven Reize und allogenen Substanzen. Dies verursacht eine Hyperalgesie. Dieses Phänomen ist der Grund für die Persistenz des Schmerzes bei chronischen oder neuropathischen Schmerzen. Unter physiologischen Bedingungen dient dieser Mechanismus dem Körper als Schutz und ist nur von kurzer Dauer. Die Entstehung der peripheren Sensibilisierung entsteht durch die Rekrutierung von nicht-neuronalen Zellen, welche entzündungsfördernde Moleküle ausschütten. Durch Transduktionsmechansimen verändern diese Moleküle die intrinsischen Eigenschaften von nozizeptiven primären afferenten Nervenfasern. Dadurch sinkt die Aktivierungsschwelle der Nozizeptoren und die Erregbarkeit der primären afferenten Nervenfasern nimmt zu. Die Nervenfasern sind im Stande spontane Aktionspotentiale ohne externe Reize auszuführen, wodurch Schmerzen empfunden werden.

Bei der zentralen Sensibilisierung sind niederschwellige Mechanorezeptoren beteiligt, welche Aß-Fasern in nozizeptive Fasern umwandeln. Durch die Veränderung der sensorischen Reaktionen auf normale Impulse führen Mechanorezeptoren dazu, dass es auch in nicht-entzündlichen Gewebe zu einer Überempfindlichkeit des Schmerzes kommt. Wenn die Neuronen des Hinterhorns des Rückenmarks der zentralen Sensibilisierung ausgesetzt sind, kann ihre Übererregbarkeit zu einer Entwicklung von spontanen Aktivitäten führen. Die Reaktion auf überschwellige Reize kann zunehmen und die Aktivierungsschwelle kann abnehmen. Es kann zu einer Reaktion auf nicht-schädliche und nozizeptive Reize kommen, sowie zu einer progressiven Zunahme der neuronalen Reaktion während der sich immer wiederholender gleicher Reize im selben Gebiet. Die zentrale Sensibilisierung findet auf der Ebene des Hinterhorns des Rückenmarks statt und ebenso in Teilen des Gehirns, wie dem Thalamus, der Amygdala und dem anterioren cingulären Kortex.[18]

---

[18] Vgl. Pickering, G.; Zwakhalen S.; Kaasalainen S. (2018), (Cham), S. 14 f.

2.1.4 Neuropathische Schmerzen

Neuropathische Schmerzen sind ein spezielles chronisches Schmerzstadium und wurde von der International Association for the Study of Pain wie folgt definiert: „Pain that arises as a direct consequence of a lesion or disease affecting the somatosensory system"[19]. Die Auswirkungen von neuropathischen Schmerzen ist von Betroffenen zu Betroffenen unterschiedlich. Allerdings gibt es spezielle gemeinsame Eigenschaften. Betroffene erleben die sensorische Schmerzwahrnehmung entweder überempfindlich oder mit einer reduzierten Sensibilität. Man spricht von positiv und negativ-Symptomatik. Die Positiv-Symptomatik wird als spontanes Gefühl oder Schmerz, welcher nicht durch einen Reiz eingeleitet wurde, wahrgenommen. Betroffene klagen über spontane krampfartige Schmerzen, oberflächliche Schmerzen und Parästhesien.[20]

2.2 Veränderung des Schmerzes im Alter

Im Alter gilt Schmerz als Warnsignal als weniger effektiv, da die sensorischen Signale schwächer und langsamer werden. Es ist schwieriger bei älteren Menschen Schmerzen zu erkennen, da nicht nur eine Unterbrechung der vermittelnden und hemmenden Leitungsbahnen vorliegt, sondern auch Depressionen, kognitive Beeinträchtigung, frühere Schmerzerfahrung, verändertes Körperbild und soziale Isolation dabei eine Rolle spielen. In der Literatur werden häufig akute Schmerzen beschrieben um die Unterschiede im Alter zu verdeutlichen. Vor allem viszerale Schmerzen, wie die, die bei einem Herzinfarkt auftreten, betreffen die vitalen Funktionen und sind ein wichtiger Bestandteil der Morbidität und Mortalität von älteren Menschen. Zudem ist es kompliziert eine Diagnose zu erstellen, da der Prozess der Schmerzeinleitung und Übertragung oftmals schlecht lokalisiert ist und es nicht immer mit einer Gewebsschädigung einhergeht. Im Vergleich zu jungen Menschen, treten bei älteren Menschen auch Schmerzen, wie Herzschmerzen, Lungenerkrankungen und orale Schmerzen mit einer geringeren Intensität auf.

Chronische Schmerzen treten bei 25-80% der älteren Menschen auf und haben eine höhere Prävalenz im fortgeschrittenen Alter. Insbesondere Erkrankungen des Bewegungsapparats, brennendes Mundsyndrom und neuropathische Schmerzen sind Gründe dafür. Nicht zu vergessen ist, dass auch im Alter die Komorbidität steigt und dies zu einer eingeschränkten Lebensqualität führt.[21]

---

[19] Raja, S.; Haanpää, M. (2015), S.1
[20] Vgl. Pickering, G.; Zwakhalen S.; Kaasalainen S.(2018), (Cham), S. 16
[21] Vg. Pickering, G.; Zwakhalen S.; Kaasalainen S. (2018), (Cham), S.18f.

2.2.2 Veränderungen des somatosensorischen Systems im Alter

Im Alter verändern sich periphere Nerven bezüglich ihrer Funktion, Struktur und Biochemie. Es kommt zu einem Verlust von myelinierten und unmyelinierten Nervenfasern und einige Fehlbildungen, die myelinierten Fasern miteinschließen. Die strukturellen und funktionellen Veränderungen der peripheren Nerven betreffen hauptsächlich die Aδ-Fasern[22]. Aδ-Fasern übertragen sensorische Informationen des Schmerzes vom peripheren Nervensystem zum zentralen Nervensystem und sind dünn myeliniert und für eine schnelle Weiterleitung des Schmerzes, sowie für das Kodieren von schädlichen Empfinden verantwortlich.[23] Im zentralen Nervensystem wird insbesondere die Reaktion auf Hitzeschmerz im mittleren Inselkortex und im primären somatosensorischen Kortex beeinträchtigt. Die Konsequenz daraus ist, dass die Schmerzschwelle steigt. Die Schmerzschwelle ist die Fähigkeit des somatosensorischen Systems schmerzhafte Reize zu erkennen. Auf der anderen Seite sinkt die Schwelle der Schmerztoleranz im Alter. Reize, die normalerweise als sehr schmerzhaft wahrgenommen werden, werden mit einer höheren Intensität akzeptiert. Eine weitere wichtige Veränderung des Schmerzsystems ist die endogene Schmerzanpassung. Die abnehmende Anpassung des endogenen Schmerzhemmenden Systems kann zu einer altersabhängigen Beeinträchtigung der opioiden und nicht-opioiden Mechanismen führen. Endogene schmerzhemmende Stoffe werden weniger ausgeschüttet als in jungen Jahren. Dies kann dazu führen, dass die Vulnerabilität und die Entwicklung von chronischen Schmerzen nach Verletzungen steigen. Ebenso wird das endogene Schmerzanpassungssystem durch Komorbidität verändert. Die hohe Prävalenz von chronischen Krankheiten im Alter beeinträchtigt das zentrale Nervensystem und das Risiko einer zentrale Sensibilisierung steigt.[24]

2.2.3 Veränderung der Reaktivität von Mastzellen und Microgliazellen im Alter

Bei älteren Menschen ist die Dichte des Gewebes der Mastzellen häufig verändert. Dies ist Folge einer veränderten Produktion von hemmenden oder fördernden Faktoren, die die Reife der Stammzellen beeinflussen. Die Vorläufer der Mastzellen sind allerdings nicht verändert. Mit zunehmenden Alter sinkt die Produktion der Mastzellen in verschiedenen Geweben. Eine erhöhte Empfindlichkeit gegenüber entzündlichen Mediatoren und des Degranulationsstatus ist zu beobachten. In anderen Geweben, insbesondere in endoneuronalen Kompartimenten, nimmt die Dichte des Gewebes der Mastzellen zu. In diesen Kompartimenten kommt es zu einer Rekrutierung nicht-neuronaler Zellen,

---

[22] Vgl. Paladini, A.; Fusco, M.; Coaccioli, S. (2015), S.864f.
[23] Vgl. Monroe, T.; Gore, J.; Chen, L. (2012), S. 3
[24] Vgl. Paladini, A.; Fusco, M.; Coaccioli, S. (2015), S.864f.

einschließlich Mastzellen. Dies geschieht wahrscheinlich durch Schäden der Nervenfasern. Es kommt zu einer funktionellen und perzeptuellen Veränderung der primären somatosensorischen Neuronen aufgrund des Anstiegs der Mastzellanzahl und der progressiven Sensitivität. Mittels einer unkontrollierten Ausschüttung von proteolytischen Enzymen können hyperreaktive endoneurale Mastzellen Aδ-Fasern, welche für die schnelle Schmerzreizweiterleitung verantwortlich sind, beeinträchtigen. Mastzellen und Mikrogliazellen unterlaufen einer Veränderung bezüglich der Reaktivität im zunehmenden Alter. Mikrogliazellen der Hirnparenchyme präsentieren unter physiologischen Bedingungen einen ruhenden Phänotyp. Durch eine Stimulierung kann dieser aktiviert werden und nimmt einen entzündungsfördernden Phänotyp an. Normalerweise führt eine Aktivierung von Microgliazellen zu einer Auflösung von Neuroinflammation und sorgt für eine Wiederherstellung von Gewebehomöostase. Im Alter sind mehr aktivierte Phänotypen der Microgliazellen vorhanden. Diese reagieren intensiver auf Reize mit einer größeren Produktion von entzündungsfördernden Zytokinen und bestehen für einen längeren Zeitraum. Aktivierte Microgliazellen verursachen eine anhaltende Neuroinflammation, wodurch es zu einer Beschädigung von Geweben und der Funktionsfähigkeit der Neuronen kommt. Gealterte aktivierte Microgliazellen werden aktiviert um resistent gegenüber Regulierungen zu sein. Das bedeutet, dass sie empfindlich auf Reize reagieren, die eine Aktion einleiten, aber unempfindlich gegenüber dem endogenen System der homöostatischen Regulierung. Als Folge einer übermäßigen Reaktion auf schmerzhafte periphere Reize können aktivierte Microgliazellen im Schmerzkern des Rückenmarks und Thalamus den Beginn chronischer und/oder peripherer Schmerzen erleichtern. Doch nicht nur durch periphere Reize können Schmerzen durch aktivierte Microgliazellen hervorgerufen werden. Schmerzprozesse können auf mehreren Ebenen nachteilig beeinflusst werden. Grund dafür ist, dass aktivierte Microgliazellen übermäßig entzündungsfördernde Zytokine produzieren. Spielt sich dies direkt an somatosensorischen Neuronen ab, kann dies zu einer neuronalen Übererregbarkeit führen und es wird von einer zentralen Sensibilisierung gesprochen. Entzündungsfördernde Zytokine können ebenso die Unversehrtheit der Weißen Substanz und die Struktur der Myelinscheiden beeinträchtigen. Die veränderte Reaktivität der Mastzellen und Microgliazellen bei älteren Menschen kann als Co-Faktor oder sogar als Förderer von Entzündungen bei chronischen Schmerzen einhergehen. Deshalb gibt es einen systemischen Anstieg von entzündungsfördernden Mediatoren. Diese arbeiten nicht nur an somatosensorischen Nervenenden, sondern beeinflussen auch die Permeabilität der Blut-Hirn-Schranke. Deshalb können Toxine die Blut-Hirn-Schranke passieren und können direkt durch aktivierte Microgliazellen den

Schmerz verstärken. Neben chronischen Krankheiten können auch Angst und Depressionen zu chronischen Schmerzen führen.[25]

Das Leben im hohen Alter wird mit der Entwicklung von multiplen chronischen Krankheiten assoziiert. Erkrankungen oder Verletzungen des Nervensystems können Individuen bis zum Ende ihres Lebens beeinträchtigen. Eine Verschlechterung der Mobilität und der Sinne, Gefühlsstörungen, Schmerzen und kognitive Beeinträchtigungen sind nur Teil der Probleme im Alter. Schmerz wird darüberhinaus auch als Bedrohung durch eine Krankheit gesehen und wird nicht selten mit dem Tod verbunden. Teilweise wird Schmerz aber auch als normales Symptom des Alterungsprozesses gesehen und Schmerzen werden akzeptiert.[26]

---

[25] Vgl. Paladini, A., Fusco, M., Coaccioli, S., (2015), S. 866f.
[26] Vlg. Pickering, G.; Zwakhalen S.; Kaasalainen S. (2018), (Cham), S. 20f.

2.3 Demenzerkrankungen

2.3.1 Alzheimer Demenz

Eine familiäre Disposition ist ein großer Risikofaktor für eine Alzheimer Demenz. An einer Alzheimer Demenz zu erkranken, kann schon viel früher als mit 65 Jahren der Fall sein. Schuld daran ist ein autosomales dominantes Muster. Eine Mutation der Gene Amyloid-Precrusor-Protein, Presinilin 1 und Presinilin 2 ist dafür verantwortlich. Diese Mutation steigert die Produktion einer langkettigen Version des ß-Amyloid Peptids. Diese sammeln sich an und komprimieren zu einem Kern aus Amyloid Proteine. Diese Aggregate werden von degenerierten Neuriten umgeben. Diese extrazellulären Strukturen werden als Plaques bezeichnet. Die Hypothese der Amyloid Kaskade insistiert, dass die ß-Amyloid Peptid Aggregate der Grund für all die anderen neuropathologischen Eigenschaften sowohl der sporadischen, als auch der geerbten Alzheimer Demenz sind. Dies beinhaltet die Formation von intrazellulären Tangles, welche aus Tau Protein, entzündliche Eigenschaften, weitverbreitete neurochemikalische Veränderungen und letzendlich dem neuronalen Zelltod zusammengesetzt sind. Bei der Alzheimer Demenz, die sich im Alter über 65 Jahre entwickelt, konnten keine klaren autosomale dominante Muster bestimmt werden. Die Kopie der Apoliprotein E 4 Allele kann mit einem dreifachen Risiko eine Alzheimer Demenz zu erleiden in Verbindung gebracht werden. Doch es ist weder eine notwendige noch eine ausreichende Bedingung für die Entwicklung einer späteinsetzenden Alzheimer Demenz. Darüberhinaus sind eine große Anzahl an seltenen genetischen Polymorphismen bei Cholesterol- und Entzündungsprozessen beteiligt, welche ebenso ein beträchtlichen Risikofaktor der späteinsetzenden Alzheimer Demenz sind. Ein seltener Polymorphismus ist der TREM2, welcher das Risiko der Alzheimer Demenz um das Dreifache steigert. TREM2 ist stark exprimiert auf Microglialzellen und spielt eine Rolle bei der Regulation von Entzündungsprozessen im Gehirn. Außerdem gibt es immer mehr Evidenz, dass Entzündungen eine Hauptrolle bei der Ätiologie und Progression der späteinsetzenden Alzheimer Demenz spielen.

2.3.2 Vaskuläre Demenz

Die vaskuläre Demenz entwickelt sich meistens durch kumulative Effekte von multiplen zerebralen Infarkten, die mit einem Verlust von Neuronen und Axonen einhergehen. Diese Form der Demenz kann durch einzelne Läsionen oder durch weitausgebreitete subkortikale Ischämien, welche die weiße Substanz beeinträchtigen, entstehen. Die meisten Formen der vaskulären Demenz sind sporadisch und haben die selben Risikofaktoren wie ein Apoplex.

2.3.3 Lewy-Body- Demenz

Individuen mit einer Lewy-Body- Demenz haben Lewy-Bodies im Kortex sowie in subkortikalen Regionen. Lewy-Bodies sind intrazelluläre Strukturen, welche aus faserartigen Proteinen zusammengesetzt sind. Diese faserartigen Proteine bestehen vor allem aus α-Synuklein und Ubiquitin. Außerdem spielen auch Amyloid Plaques und Tau eine Rolle. Die Lewy-Body- Demenz geht, wie die Alzheimer Demenz, mit einer weit verbreiteten neuronalen Degeneration einher. Allerdings kommt es bei dieser Form der Demenz auch zu einem neuronalen Verlust in der Substantia Nigra.

2.3.4 Fronto-temporal Demenz

Charakteristikum der Fronto-Temporal Demenz ist die fokale zerebrale Atrophie, welche vor allem in der zerebralen Hemisphäre stattfindet und meistens die frontalen, anterior partiealen und temporalen Regionen betrifft. 25-50% der Fronto-Temporal Demenz ist genetisch bedingt. Zwei wesentliche genetische Loci befinden sich auf Chromosom 17. Eins davon ist verknüpft mit dem Tau-Gen, das andere mit dem Progranulin-Gen.[27]

2.4   Schmerz und Demenz

2.4.1. Prävalenz von Schmerzen bei Menschen mit Demenz

In einer Studie von van Kooten et al. wurde die Prävalenz von Schmerz, Schmerzart und die pharmakologische Behandlung in dänischen Pflegeheimen in Bezug auf die Demenz Subtypen und Demenzschweregrad untersucht. 42% der Teilnehmenden (n=199) gaben Schmerzen an. Die meisten Pflegebedürftigen im Pflegeheim haben kein klinisch relevantes schmerzbedingtes Verhalten an den Tag gelegt. Bei den Pflegebedürftigen, die durch Selbstauskunft ihre Schmerzen angeben konnten, konnte festgestellt werden, dass Menschen mit einer vaskulären Demenz eine höhere Schmerzprävalenz aufzeigten als Menschen mit einer Alzheimer Demenz. Dies führte zu der Hypothese, dass Menschen mit einer vaskulären Demenz häufiger Schmerzen wahrnehmen. Die Schmerzen wurden anhand des MOBID-2 Assessments gemessen. Sie kamen zu der Feststellung, dass die meisten Pflegebedürftigen an leichten Schmerzen leiden. 21% leiden an moderat-starken Schmerzen. Sie begründeten dies in depressiven Symptomen, die mit Schmerzen einhergehen und diese beeinflussen. Noziceptive Schmerzen war die Schmerzart, die am häufigsten vorkam. Nur zwei der 199 Teilnehmer litten an neuropathischen Schmerzen. Die

---

[27] Vgl. Holmes, C.; Amin J. (2016), S. 688

Mitte bildete die Mischform von Schmerzarten. Mit der MOBID-2 wurde zudem erkannt, dass Menschen mit schwerer Demenz Schmerz häufiger und intensiver wahrnahmen. Sie kamen zu keinen signifikanten Unterschieden zwischen den Demenzformen und die Prävalenz von Schmerzen.[28]

In einem Review Artikel von de Tommaso et al. Wurde die Häufigkeit des Vorhandenseins von Schmerzen bei Menschen mit Demenz in Pflegeheimen mithilfe von Assessmentinstrumente untersucht. Es konnte festgestellt werden, dass Pflegende und Angehörige häufiger Schmerzen einschätzten bei Menschen mit Demenz, als die Betroffenen es selbst äußerten. Zusammengefasst, mindestens 50% der Pflegeheimbewohnenden mit Demenz leiden an Schmerzen[29].

2.4.2 Schmerwahrnehmung bei Demenz

Schmerzwahrnehmung bei der Alzheimer Demenz

Es konnte festgestellt werden, dass der größte Teil des medialen Schmerzsystems bei der Alzheimer Demenz beeinträchtigt ist. Das Mittelhirn, die periaquäduktale Graue Substanz, der mediale und intralaminale Thalamusnukleus, der anterior-cinguläre-Kortex, der Inselkortex, die Amygdala und der Hippocampus weisen bei der Alzheimer-Demenz atrophische Veränderungen auf. Die Neuronen des Nucleus tuberomammillaris sind im Hypothalamus von einer pathologischen Veränderung betroffen. Der Nucleus paraventricularis zeigt keine Veränderung. Dennoch sind die Kortikotropin-freisetzende Hormone hyperaktiviert- es kommt zu einer erhöhten Kortisonausschüttung verursacht durch die Hypothalamus-Hypophysen-Nebennierenrinde-Achse.

Beim lateralen Schmerzsystem hingegen kommt es nur bei einer fortgeschrittenen Form der Alzheimer-Demenz zu einer neurofibralen Veränderungen im retikulären Nukleus. Der primäre somatosensorische Kortex wird durch die myelinierten Axone vor den neurofibralen Veränderungen geschützt und ist deshalb nicht beeinträchtigt. Der sekundäre somatosensorische Kortex ist eher von den neurofibralen Veränderungen gefährdet. Die Verbindungen zwischen dem primären und sekundären somatosensorischen Kortex sind bei der Alzheimer Demenz aber erhalten.

In mehreren Studien wurde die Schmerzschwelle und Schmertoleranz bei Menschen mit Alzheimer Demenz untersucht. Die Schmerzschwelle bei elektrischen Reizen und Schmerz durch die Ischämie eines Armes sei bei Menschen mit Alzheimer Demenz im Vergleich zu

---

[28] Vgl. van Kooten, J.; Smalbrugge, M.; van der Wouden, J. (2017), S. 5
[29] Vgl. De Tommaso, M.; Arendt-Nielsen, L.; Defrin, R. (2016), S. 2f.

kognitiv uneingeschränkten Menschen nicht signifikant verändert. Die Schmerztoleranz bei Menschen mit Alzheimer-Demenz ist bei elektrischen Reize und bei Schmerz, verursacht durch die Ischämie eines Armes, signifikant höher im Vergleich zu Menschen, die kognitiv uneingeschränkt sind. [30] Die Schmerztoleranz bei Menschen mit Alzheimer Demenz sei aber bei mechanischen Reizen geringer als bei kognitiv gesunden Menschen[31].

Dies lässt darauf deuten, dass die motivational-affektive Komponente und die kognitiv-evaluative Komponente des Schmerzes bei der Alzheimer-Demenz abnehmen. Die diskriminativ-sensorische Komponente, die Teil des lateralen Schmerzsystems ist und für die Lokalisation, Intensität und die Qualität des Schmerzes verantwortlich ist, ist bei der Alzheimer Demenz nicht verändert.[32]

In einer weiteren Studie von Scherder wurde die Reaktion auf akute und chronische Schmerzen bei Menschen mit Alzheimer-Demenz untersucht. Es wurde festgestellt, dass Menschen mit einer Alzheimer-Demenz akute Schmerzen für intensiver empfunden als chronische Schmerzen. Die Validität dieser Studie ist aber fraglich, denn es könnte der Fall sein, dass die Teilnehmenden mit kognitiver Einschränkung die Fragestellung nicht adäquat verstanden haben.[33]

Schmerzwahrnehmung bei der Vaskulären Demenz

Die vaskuläre Demenz ist charakterisiert durch Läsionen der Weißen Substanz und, im Vergleich zu anderen Demenzerkrankungen, mit einer geringeren Atrophie des Gehirns. Das mediale Schmerzsystem wurde bei der vaskulären Demenz nur bedingt untersucht. Es konnte aber festgestellt werden, dass es keinen signifikanten Verlust an Neuronen im Locus Caeruleus gibt. Die Hyperaktivität der Hypothalamus-Hypophysen-Nebennierenrinde-Achse und der damit verbundenen gestörten autonomen Reaktion und die erhöhte Konzentration von Kortikotropin-freisetzende-Hormonen, ist begründet durch die Unterbrechung zwischen Hippocampus und Hypothalamus. Das laterale Schmerzsystem wurde bisher noch nicht untersucht.

Infarkte im Gehirn können überall auftreten, deshalb kann eine vaskuläre Demenz alle Komponente des Schmerzes beeinträchtigen. So können Läsionen der Weißen Substanz zu Unterbrechungen im Kortex und zwischen Kortex und Subkortex führen und die Schmerzwahrnehmung verstärken. Scherder meint auch, dass das Schmerzmuster der vaskulären Demenz eher das Gegenteil der Alzheimer Demenz ist und, dass die

---

[30] Vgl. Benedetti, F.; Vighetti, S.; Ricco, C. (1999), S.379
[31] Vgl. Jensen-Dahm, C.; Troels Staehlin Jensen, W.; Ballegaard, M. (2015), S. 1575ff
[32] Vgl. Scherder, E.; Sergeant, J.; Swaab, D. (2003), S.680
[33] Vgl. Scherder, E.; Bouma, A. (2000), S. 13f.

Neuropathologie für einen Anstieg der motivational-affektiven Komponente des Schmerzes spricht.[34]

Schmerzwahrnehmung bei der Frontotemporal-Demenz

Das Chromosom 17 ist mitverantwortlich für die Frontotemporal-Demenz. Die schwersten Atrophien befinden sich in frontalen, lateral-temporalen und parietalen Regionen. Betroffene Regionen des medialen Schmerzsystems sind unter anderem der mittlere Gyrus frontalis, der Inselkortex und der anterior-cinguläre Kortex. Es wurde bewiesen, dass die Beurteilung von nozizeptiven Reizen bei Menschen mit einer Frontotemporal-Demenz signifikant geringer ist als bei Menschen mit Alzheimer-Demenz oder Vaskulärer Demenz. Dies konnte festgestellt werden durch Studien, bei denen sich Menschen mit Frontotemporal-Demenz immer wieder die Hände verbrannten nach dem Kontakt mit heißem Wasser. Dies bestätigt, dass die Fähigkeiten Gefahren zu erkennen (kognitiv-evaluative Komponente) und einen zeitigen Rückzug vom heißen Wasser zu machen (sensorisch-diskriminative Komponente) vermindert sind.[35]

---

[34] Vgl. Scherder, E.; Sergeant, J.; Swaab, D. (2003), S.681
[35] Vgl. Scherder, E.; Sergeant, J.; Swaab, D. (2003), S.681f.

2.5 Schmerzmanagement

2.5.1 Schmerzassessment

Das systematische Schmerzassessment muss alle Stadien des Schmerzmanagements mit einbeziehen. Nicht nur die Erhebung der Schmerzintensität ist Teil des systematischen Assessments, sondern auch das Assessment muss individuell für den Pflegebedürftigen ausgewählt und angepasst werden. Auch die Art des Schmerzes, der Rahmen des Schmerzes (bei welchen Aktivitäten) und bestimmte Charakteristika (Alter, kognitive Einschränkung) des Pflegebedürftigen müssen berücksichtigt werden. Das Schmerzassessment ist Teil des Diagnostikprozesses und hilft bei der klinischen Entscheidungsfindung. Das systematische Schmerzassessment wird in drei Phasen eingeteilt:

1) Screening
2) Fokussiertes Assessment
3) Monitoring

Das Screening umfasst die Ermittlung von Schmerzen. Das Screening wird durch die Frage „Hat die zupflegende Person Schmerzen?" geführt. Es wird als positiv bewertet, wenn Schmerzen oder schmerzbedingte Probleme erkannt werden. Auf das Screening folgt das fokussierte Assessment. Ziel des fokussierten Assessment ist es, spezifische Gesundheitsprobleme zu untersuchen und diesbezüglich geeignete Interventionen festzulegen. Pflegende müssen beim fokussierten Assessment versuchen den Schmerz zu charakterisieren und zu beschreiben. Der letzte und fortlaufende Prozess ist das Monitoring. Die Evaluation der geplanten und durchgeführten Maßnahmen wird hier fokussiert. Auch neue Probleme können hier entdeckt werden und die weiteren Interventionen beeinflussen[36]. Von Herr et al. wurde zudem eine Hierarchie des Vorgehens des Assessment aufgestellt (Tabelle 1).

---

[36] Vgl. Fischer, T.; Sirsch, E.; Gnass, I. in Pickering, G. (2018), S. 32ff.

Tabelle 1: Hierarchie der Schmerzassessment-Techniken

- Selbsteinschätzung
- Suche nach möglichen Gründen für Schmerzen/ Unwohlsein
- Beobachtung des Verhaltens
- Surrogat Berichterstattung des Schmerzes durch Pflegende, Angehörige
- Einsatz von Analgetika

Egal ob der Betroffene dement ist oder nicht, sollte dies wie oben dargestellt, durchgeführt werden[37].

2.5.1.1 Selbsteinschätzung

Die Selbsteinschätzung steht an erster Stelle der Hierarchie des Schmerzsassessments und ist zudem der Goldstandard für das Diagnostizieren von Schmerzen. Das Selbsteinschätzen von Schmerzen wird definiert als die Fähigkeit das Vorhandensein und/oder die Intensität des Schmerzes an der richtigen Position auf einer Skala angeben zu können[38]. Informationen über das Schmerzvorhandensein können über die Anamnese oder über direkte Befragung durch Selbsteinschätzungsskalen eingeholt werden.

Laut Hughes et al. sind die Functional Pain Scale, Visual Analog Scale und die Present Pain Intensity die am häufigsten verwendeten Assessment-Skalen zur Selbsteinschätzung[39]. Laut Zwakhalen werden die Visual Analog Skala (VAS), Verbal Ranking Scale (VRS), Numerische Rating Skala (NRS) und die Wong-Baker-Skala bei der Selbsteinschätzung bevorzugt. Viele Skalen wurden zudem für das Schmerzmanagement für Kinder entwickelt und fanden erst später Gebrauch im Schmerzmanagement bei älteren Menschen und Menschen mit Demenz[40]. Die meisten Skalen geben Auskunft über die Intensität des Schmerzes. Diese Instrumente werden als unidimensional bezeichnet. Aufgrund der hohen Anzahl der Selbsteinschätzungsassessments gibt es auch eine individuelle Bevorzugung. Deshalb sollten mehrere Assessments bei der ersten Einschätzung verwendet werden, um herauszufinden welches sich am besten eignet. Die Numerische Rating Skala wird von älteren Individuen bevorzugt. Sie hat gute

---

[37] Vgl. Herr, K. in Passmore, P.; Wilson, D.; McGuiness, B. (2010), S. 503
[38] Vgl. Zwakhalen, S. in Schüssler, S.; Lohrmann, C. (2017), S. 80
[39] Vgl. Hughes, L.; Mthembu, M.; Adams, L. (2012), S: 19
[40] Vgl. Zwakhalen, S. in Schüssler, S.; Lohrmann, C. (2017), S.80

psychometrische Eigenschaften und keine hohen linguistischen Anforderungen, deshalb lässt sie sich gut verbal fertigstellen. Ebenso wird das Schmerzthermometer (Verbal descriptor scale) von älteren Menschen bevorzugt. Die Visuelle Analog Skala führt eher zu unmessbaren Antworten. Eine veränderte Variante der Standard Pain Intensity Scale ist die Philadelphia Geriatric Center-Pain Intensity Scale (PGC-PIS). Diese Schmerzintensitätsskala hilft dabei Schmerzen einschätzen zu können und die Schmerzwahrnehmung bei sowohl älteren Menschen, als auch bei Menschen mit Demenz einzuschätzen.

Herr et al. untersuchten eine Anzahl der Skalen auf ihre Validität und Reliabilität. Demzufolge hat die Numerische Rating Skala in Bezug auf die Reliabilität eine hohe interne Übereinstimmung und eine adäquate Retest-Reliabilität, welche aber beim Einsatz bei Menschen mit kognitiven Beeinträchtigungen abnimmt. Sie wurde in akut Krankenhäusern, Schmerzkliniken, Pflegeheimen und Wohnen in Hausgemeinschaften getestet. Sie hat eine starke positive Korrelation mit anderen Schmerzintensitätsskalen und ist sensitiv bezüglich der Veränderung des Schmerzes. Bei Menschen mit Demenz sollte allerdings eine Form der Skala mit geringer Nummerorientierung, also eine Skala mit der Schmerzeinschätzung von null bis fünf, eingesetzt werden.

Das Schmerzthermometer (Verbal Descriptor Scale) hat ebenso eine hohe interne Übereinstimmung und eine adäquate Retest-Reliabilität, welche ebenso beim Einsatz bei Menschen mit kognitiven Beeinträchtigungen abnimmt. Sie wurde auch in den oben genannten Einrichtungen getestet und besitzt eine hohe Korrelation mit anderen Schmerzintensitätsskalen. Sie wird von älteren Menschen bevorzugt und hat eine geringe Fehlerquote auch bei kognitiv-beeinträchtigten Menschen. Sie wird im klinischen Rahmen gerne verwendet, eignet sich aber nicht im Rahmen der Forschung. Limitationen sind unter anderem, dass die Intervalle zwischen den beschreibenden Ankern ungleich sind, eine begrenzte Anzahl an Antwortmöglichkeiten besteht und dass sprachlich mehr verlangt wird im Vergleich zur Numerischen Rating Skala.

Die Faces Pain Scale, wozu auch die Wong-Baker-Skala gehört, ist im Bezug auf die Reliabilität genau so bewertet wie die bereits oben genannten Skalen. Sie hat eine weniger starke Korrelation mit anderen Schmerzintensitätsskalen. Aufgrund der dargestellten Gesichtausdrücke kann es sein, dass diese Skala eher die affektive Komponente des Schmerzes einschätzt, anstatt die Schmerzintensität. Diese Selbsteinschätzungsskala benötigt abstraktes Denken und ist für Menschen mit kognitiven Einschränkungen eher weniger geeignet.

Die Visuelle Analog Skala hat genauso eine hohe interne Übereinstimmung und eine adäquate Retest-Reliabilität. Diese Skala wurde im akuten Rahmen, in Schmerzkliniken, stationären Pflegeheimen und Wohnen in Hausgemeinschaften getestet. Es besteht eine starke positive Korrelation mit anderen Schmerzintensitätsskalen und ist hoch sensitiv gegenüber Veränderungen des Schmerzes. Allerdings wird diese Skala weniger gern bevorzugt von älteren Menschen und es existiert eine hohe Fehlerquote.

Die Philadelphia Geriatric Center Pain Intensity Scale besitzt eine exzellente interne Übereinstimmung und eine gute Retest-Reliabilität. Sie korreliert gut mit der Numerischen Rating Skala und besitzt eine adäquate Reliabilität und Validität bei der Verwendung bei Menschen mit Demenz. Es besteht zudem eine stärkere Korrelation zwischen den Antworten von Pflegenden und Pflegeempfangenden im Vergleich zu anderen Schmerzeinschätzungsskalen[41].

Pautex et al. untersuchte wie Menschen mit leichter bis schwerer Demenz mit unidimensionalen Selbsteinschätzungsinstrumenten umgehen können. Sie untersuchte den Gebrauch der Visuellen Ranking Skala, der Visuellen Analog Skala und der Faces Pain Scale. Zuerst wurde das Level der kognitiven Beeinträchtigung mithilfe der Mini-Mental State Examination Skala bei den 129 Teilnehmenden bestimmt. 67 der Teilnehmenden hatten ein Ergebnis von sechs oder weniger. 62 der Teilnehmenden hatten ein Ergebnis von über sechs. 61 % der Teilnehmenden verstanden mindestens ein Selbsteinschätzungsinstrument. Fast die Hälfte der 67 Teilnehmenden mit einen MMSE-Testergebnis von sechs oder weniger konnten ebenso mit einem Selbsteinschätzungsinstrument umgehen. Am besten schloss dabei die Faces Pain Scale ab. 36% der 67 Teilnehmenden konnten mit diesem Instrument umgehen[42].Wie oben bereits genannt, könnte es aber sein, dass mit dieser eher die affektive Komponente des Schmerzes bewertet wird und nicht die sensorisch-diskriminative Komponente.

Selbsteinschätzungsskalen, die sich nicht nur auf eine Dimension beschränken, sondern z.B. auch die Lokalisation und Qualität des Schmerzes miteinbeziehen, werden als multidimensional bezeichnet. Aufgrund der Komplexität der multidimensionalen Selbsteinschätzungsinstrumente werden diese für Menschen mit Demenz nicht empfohlen[43].

Nehmen Menschen in frühen Stadien der Demenz ihre Schmerzen richtig wahr und können diese ausdrücken, empfiehlt es sich Selbsteinschätzungsinstrumente zu verwenden[44].

---

[41] Vgl. Hadjistavropoulos, T.; Herr, K.; Turk, D. (2007), S. 15ff.
[42] Vgl. Pautex, S.; Michon, A.; Guedira, M. (2006), S. 1042ff.
[43] Vgl. Hadjistavropoulos, T.; Herr, K.; Turk, D. (2007), S. 24
[44] Vgl. Corbett, A.; Husebo, B.; Malcangio, M. (2012), S. 267

2.5.1.2 Fremdeinschätzung

Die Schmerzwahrnehmung ist subjektiv und kann nur von der wahrnehmenden Person geäußert werden durch verbalen Ausdruck oder durch das Verhalten. Viele Menschen mit Demenz zeigen neuropsychiatrische Symptome, wie Agitiertheit, Aggressionen, Halluzinationen, Delusionen, Depression, Angst, Apathie, Essstörungen und Schlafstörungen. Menschen in einem fortgeschrittenen Stadium der Demenz zeigen diese Symptome vermehrt. Kann sich der Pfegeempfangende nicht mehr adäquat äußern, sind diese Symptome hilfreich um Schmerzen zu erkennen. Denn Verbalisierungen, der Gesichtsausdruck und Körperbewegungen sind oftmals die einzigen Anhaltspunkte, die auf Schmerzen in dieser Population hinweisen. Oftmals werden diese Symptome auch als Symptome der Demenz bezeichnet und nicht mit Schmerzen assoziiert[45].

In einer Studie von Manfredi et al. wurde die Reaktion des Gesichtsausdrucks untersucht und auf ihre Reliabilität und Validität überprüft. Es wurden neun Personen mit einem Mini-Mental-State-Test-Ergebnis von null bis drei beim Verbandswechsel beobachtet. Ein Teilnehmender bekam regelmäßig Fentanyl-Pflaster, die Übrigen bekamen Acetaminophen oder kein Analgetikum. Vorab befragten sie Personen, die im Stande waren sich zu äußern und kamen zu dem Entschluss, dass 69-100% der befragten Personen Schmerzen beim Verbandswechsel wahrnehmen. Sie filmten den Gesichtsausdruck der neun Personen mit Demenz während des Verbandswechsels und zeigten die Videos später einer Gruppe von Medizinstudierenden und eine Gruppe von Pflegenden. Beide Gruppen interpretierten, dass alle, bis auf ein Teilnehmender, Schmerzen beim Verbandswechsel hatte. Manfredi et al. kamen zu dem Entschluss, dass die Beobachtung und Bewertung des Gesichtsausdrucks in Bezug auf Schmerzen valide und reliabel ist[46]. Die Populationsgröße der Studie ist aber ziemlich klein. Es bedarf nach weiteren Studien.

In einer weiteren Studie von Kunz et al. wurde ebenso die Reaktion des Gesichtsausdrucks beobachtet. Es wurden 42 Menschen mit Demenz untersucht. Der Gesichtsausdruck bei Menschen mit Demenz auf schädliche Reize war deutlich ausgeprägter. Sowohl bei Menschen mit Demenz, als auch bei Menschen ohne kognitive Einschränkungen gibt der Gesichtsausdruck Auskunft über die Intensität des schmerzvollen Reizes. Demzufolge gilt der Gesichtsausdruck als valider Indikator für Schmerzen[47].

Auch die American Geriatrics Society (AGS) empfiehlt den Gesichtsausdruck beim Schmerzassessment bei Menschen mit Demenz besondere Aufmerksamkeit zu schenken. Folgende Items müssen laut der AGS berücksichtigen werden, um ein adäquates

---

[45] Vgl. Flo, E.; Gulla, C.; Husebo, B. (2014), S.865
[46] Vgl. Manfredi, P.; Breuer, B.; Meier, D. (2003), S. 51
[47] Vgl. Kunz, M; Lautenbacher, S.; Schepelman, K. (2007), S. 7

fokussiertes Schmerzassessment durchführen zu können: Gesichtsausdruck, Verbalisierungen, Körperbewegungen, Veränderungen in interpersonellen Beziehungen, Veränderungen in Aktivitätsmustern oder der Routine und Veränderungen der psychischen Verfassung[48]. Drei Fremdeinschätzungsinstrumente basieren auf diesen Items der American Geriatrics Society: die Abbey Pain Scale, das Assessment of Discomfort in Dementia Protocol (ADD) und die Pain Assessment Checklist for Seniors with Limited Ability to Communicate (PACSLAC)[49].

Herr et al. untersuchten auch diese Instrumente in Bezug auf ihre Reliabilität und Validität. Die PAINAD Scale wurde mit der Discomfort-Scale verglichen, da diese eine positive Korrelation mit Selbsteinschätzungsinstrumenten besitzt und eine hohe Reliabilität aufzeigt[50]. Die PAINAD Scale hat eine übereinstimmende Validität mit der Discomfort-Scale. Allerdings gibt es keine Hinweise darauf ob die Rater bei der Auswertung verblindet waren oder nicht. Deshalb ist das Ergebnis fraglich. Bei der PACSLAC Scale besteht eine moderate Korrelation mit der globalen Bewertung von Schmerzen durch Pflegende. Es besteht eine signifikante konvergente Validität der Visuellen Analog Skala und der DOLOPLUS-2 Scale. Die englische Version ist derzeit nicht ausreichend untersucht. Es folgen aber Studien in Bezug auf die Validität in England, Spanien, Italien, Deutschland, Portugal und der Niederlande[51]. Zwakhalen et al. kamen zu dem Entschluss, dass die PACSLAC und die DOLOPLUS 2 Scale die am angemessensten Skalen sind, die derzeit verfügbar sind. Betont aber auch, dass diese weitere Forschung benötigen bezüglich der Validität, Reliabilität und dem klinischen Nutzen[52]. Auch Chow et al. empfehlen die PACSLAC Scale zu verwenden, da sie alle Domänen der American Geriatrics Society einschließt und auch reliabel und valide in ihren gekürzten Formen (PACSLAC-II und PACSLAC-D) bleibt[53].

Malara et al. untersuchten in einer Studie den Zusammenhang zwischen Schmerzen und neuropsychiatrischen Symptome. Viele neuropsychiatrischen Symptome werden mit Psychopharmaka behandelt und nicht mit Schmerzen assoziiert. In der Studie gab es eine Schmerzprävalenz von 21,2% bei Menschen, die adäquate Antworten geben konnten und 51,8% bei Menschen, deren Schmerzen durch PAINAD eingeschätzt wurden. 47% dieser Personengruppe erhielten Analgetika, 36,1% erhielten Antipsychotika, 47,5 % erhielten Anxiolytika und 17,1% erhielten Sedativa. Durch Einschätzungsinstrumente wie die Cornell Scale for Depression in Dementia und die Neuropsychiatric Inventory wurde die Stimmung und Verhaltensauffälligkeiten gemessen. So wurde festgestellt, dass ein Großteil der

---

[48] Vgl. Herr, K. (2011), S. 8
[49] Vgl. Herr, K.; Bjoro, K., Decker, S. (2006), S. 176 ff.
[50] Vgl. Herr, K.; Bjoro, K.; Decker, S. (2006), S. 174
[51] Vgl. Hadjistavropoulos, T.; Herr, K.; Turk, D. (2007), S. 20f.
[52] Vgl. Zwakhalen, S.; Hamer, J.; Abu-Saad, H. (2006), S. 1
[53] Vgl. Chow, S.; Chow, R.; Lam, M. (2016), S. 13

Studienpopulation Agitiertheit, Angst, Depression und Gereiztheit aufzeigten. Sie kamen zu dem Entschluss, dass PAINAD zwar ein hoch sensitives Instrument ist, aber eine geringe Spezifität besitzt und dadurch die Möglichkeit von falsch Positiven Ergebnissen besteht. Es existiert eine signifikante Korrelation zwischen Schmerzen und Depressionen, demzufolge kann Schmerz durch Verhaltensauffälligkeiten auftreten. Es ist aber immer noch unklar, welches Verhalten am besten mit Schmerz assoziiert werden kann[54]. Die Verbindung zwischen Schmerzen und neuropsychiatrischen Symptomen wurde auch von Husebo et al. untersucht. Sie kamen zu dem Entschluss, dass sich durch eine Schmerzbehandlung Stimmungsveränderungen, wie Depressionen, signifikant verbesserten. Sie betont, dass eine rigorose Behandlung von Schmerzen bei unruhigen Menschen mit Demenz wichtig ist[55]. Doch nicht nur Agitiertheit kann durch ein adäquates Schmerzmanagement verbessert werden, sondern auch Psychosen und Wahnvorstellungen können nachlassen[56].

Menschen mit Demenz drücken ihre Schmerzen auf verschieden Art und Weise aus und sind damit eine heterogene Population. Manche hören auf zu essen, andere werden aggressiv. Es ist nicht einfach diese Eigenschaften in einem Assessment unter zu bringen. Ebenso können Menschen mit Demenz auch ein atypisches Verhalten an den Tag legen, welches nicht von kognitiv-intakten Menschen in Bezug auf Schmerz erwartet werden würde[57]. Oder es wird ein Verhalten gezeigt, das nicht in Fremdeinschätzungsinstrumenten erwähnt wird und der vorhandene Schmerz wird deshalb nicht erkannt. Es ist wichtig einen verständlichen Ansatz in Bezug auf das Assessment bei Menschen mit Demenz zu schaffen. Durch den Einsatz von Fremdeinschätzungsinstrumenten können zudem Schlussfolgerungen falsch interpretiert und verzerrt werden. Schlussfolgerungen müssten deshalb validiert werden, um ein objektives Ergebnis zu erzielen. Dabei muss genau dokumentiert werden, wann der Mensch mit Demenz laut dem Beobachtenden Schmerzen haben soll. Der Zupflegende wird ein anderes Verhalten zeigen, wenn er ruht, als wenn er einer Aktivität nachgeht. Außerdem können auch beobachtende Personen das Verhalten des Zupflegenden beeinflussen[58]. Viele Assessments, die sich auf das Verhalten der zu beobachtenden Person beziehen, addieren die Anzahl der Verhaltensmuster und bestimmten so den Schweregrad der Schmerzen. Allerdings kann auch ein Mensch starke Schmerzen haben und wenig schmerzbezogene Verhaltensmuster zeigen[59].

---

[54] Vgl. Malara, A.; De Biase, G.; Bettarini, F. (2016), S. 1220ff.
[55] Vgl. Husebo, B.; Ballard, C.; Fritze, F. (2013), S. 828
[56] Vgl. Habiger, T.; Flo, E.; Achterberg, W. (2016), S. 4
[57] Vgl. Zwakhalen, S. in Schüssler, S.; Lohrmann, C. (2017), S. 81f.
[58] Vgl. Hadjistavropoulos, R.; Herr, K.; Truk, D. (2007), S.26
[59] Vgl. Husebo, B.; Kunz, M.; Achterberg, W. (2012), S. 240f.

2.5.1.3 Schmerz Monitoring

Die dritte Phase des Assessments, nach abgeschlossenen fokussierten Assessment, ist das Monitoring. Solange Schmerz oder schmerzbezogene Probleme existieren, muss ein Schmerzassessment stattfinden. Dieses muss regelmäßig und kontinuierlich mit dem Instrument erfolgen, das auch für das fokussierte Assessment verwendet wurde. Das Schmerz Monitoring muss handhabbar für das Personal und gleichzeitig präzise und leicht integrierbar in den klinischen Alltag sein. Bei Personen, bei denen die Schmerzsituation unklar oder nicht stabil ist, muss täglich oder mehrmals am Tag ein Monitoring erfolgen. Bei Personen, deren Schmerzsituation stabil ist, kann das Monitoring einmal pro Woche durchgeführt werden.

Ziele des Schmerz-Monitoring sind:

- Beabsichtigte und unbeabsichtigte Wirkungen der schmerzbezogenen Interventionen zu entdecken
- Individuelle Ziele des Schmermanagements zu evaluieren
- Ob und wie schmerzbezogene Interventionen verändert werden müssen

Bei Menschen mit Demenz können beim Schmerz-Monitoring neue Verhaltensmuster identifiziert werden. Es ist wichtig den Grund dafür gründlich zu untersuchen. Es besteht eine Gefahr, dass diese neu entdeckten Verhaltensmuster der Demenz oder einem bereits bestehenden Schmerz zugeschrieben werden, aber der wahre Grund kann etwas komplett anderes sein. Da Menschen mit Demenz oft nicht im Stande sind Verschlimmerungen oder neue Gründe des Schmerzes kommunizieren können, müssen Pflegende besonders wachsam sein[60].

Das Schmerzassessment ist ein unumgehbarer Prozess für ein adäquates Management und adäquate Therapie des Schmerzes. Dennoch besteht keine Garantie für eine erfolgreiche Behandlung[61].

---

[60]Vgl. Fischer, T.; Sirsch, E.; Gnass, I. in Pickering, G.; Zwakhalen, S.; Kaasalanien, S. (2018), S. 41ff
[61] Vgl. Zwakhalen, S. in Schüssler, S.; Lohrmann, C. (2017), S. 83f.

2.5.2 Schmerztherapie

Der Schlüssel zu einem adäquaten Schmerzmanagement in stationären Pflegeeinrichtungen ist ein zeitnahes Erkennen, Assessment, Intervenieren, Monitoring und Dokumentieren von Schmerzen[62].

Nicht-pharmakologische und pharmakologische Interventionen werden bei der Schmerztherapie durchgeführt.

2.5.2.1 Nicht-pharmakologische Interventionen

Aufgrund der vielen Nebenwirkungen und Wechselwirkungen von Medikamenten und dass ältere Menschen, aufgrund des veränderten Metabolismus, nicht mehr im Stande sind den Abbau der Medikamente zu gewährleisten, ist es wichtig nicht-pharmakologische Interventionen in Betracht zu ziehen[63]. Nicht pharmakologische Interventionen werden unter anderem in physische und psychosoziale Interventionen unterschieden. Zu den physischen Interventionen gehören Massagen, Physiotherapie, Positionierungen und TENS. Zu den psychosozialen Interventionen zählen beruhigende Konzepte wie Entspannungsübungen, Musik und Ablenkungen[64].

Jedoch werden nicht-pharmakologische Interventionen, bis auf Ausnahme der Physiotherapie, weniger verwendet bei Menschen mit Demenz[65].

Park wollte in seiner Studie den Effekt von Musik auf Schmerzen bei Menschen mit Demenz, die in einer Hausgemeinschaft leben, untersuchen und kam zu dem Entschluss, dass es einen Zusammenhang zwischen der Musik und Schmerzen geben muss, obwohl die meisten Testergebnisse nicht signifikant waren. Allerdings konnte festgestellt werden, dass das Schmerzlevel nach dem Musikhören signifikant niedriger war als zuvor[66].

In einer weiteren Studie von Ballard et al. wird empfohlen nicht nur Antipsychotika zu verwenden bei Verhaltensauffälligkeiten bei Menschen mit Demenz, sondern diese mit evidenzbasierte nicht-pharmakologische Interventionen zu kombinieren[67]. In einer weiteren Studie wird davon gesprochen, dass Aromatherapie eine bedeutende Evidenz bei Agitiertheit bei Demenz aufweist. Dadurch, dass bei der Alzheimer Demenz der Hippocampus und die Amygdala betroffen sind, die ebenso eine Rolle im olfaktorischen

---

[62] Vgl. Passmore, P.; Wilson, D.; McGuiness, B. (2010), S. 503
[63] Vgl. Hughes,L.; Mthembu, M.; Adams, L. (2012), S. 22
[64] Vgl. Zwakhalen, S. in Schüssler, S.; Lohrmann, C. (2017), S. 83
[65] Vgl. Li, J.; Snow, A.; Wilson, N. (2015), S. 478
[66] Vgl. Park, H. (2010), S. 145
[67] Vgl. Ballard, C.; Orrell, M.; YongZhong, S. (2016), S. 261

Nervensystem spielen, lässt darauf deuten, dass es eine Verbindung zwischen dem Geruchssinn und der Alzheimer Demenz gibt. Dies wird dadurch bestätigt, dass Menschen mit einer Alzheimer Demenz häufig einen dysfunktionalen Geruchssinn haben. Die am meisten verwendeten aromatherapeutischen Therapien für Verhaltensauffälligkeiten bei Menschen mit Demenz sind Zitronenmelisse und Lavendel. Auch neuropathische Schmerzen können durch das ätherische Bergamottöl abnehmen. Weitere Forschung ist dringend notwendig um die Effektivität von Aromatherapien zu beweisen[68].

2.5.2.2 Pharmakologische Interventionen

Wenn Analgetika benötigt werden, muss sichergestellt werden, dass diese individuell für den Zupflegenden eingestellt werden. Bei Menschen mit Demenz ist das wiederum eine Herausforderung aufgrund der Kommunikationsdefizite. Wenn das Assessment nicht adäquat durchgeführt wurde, kann auch das Level der Analgetika nicht eindeutig eingestellt werden. Das WHO-Stufenschema, das ursprünglich für die Schmerztherapie bei Krebspatienten entwickelt wurde, ist ein nützliches Instrument um Schmerzen adäquat einstellen zu können[69].

Werden Schmerzen geäußert, beginnt man mit der ersten Stufe des WHO-Stufenschemas. Nicht-Opioidanalgetika, wie Paracetamol und Metamizol, oder Antiphlogistika (NSAR), wie Ibuprofen und Diclofenac, werden hier verabreicht. Nichtsaure antipyretische Analgetika, wie Paracetamol, werden verwendet um dem analgetischen Effekt nachzukommen und werden bei nozizeptiven, viszeralen Schmerzen eingesetzt. Nichtsteroidale Antirheumatika, wie Ibuprofen, werden ebenso bei nozizeptiven Schmerzen gewählt und wirken zusätzlich entzündungs- und fieberhemmend. Selektive COX-2-Hemmer, z.B. Celeoxib, werden für die Langzeitbehandlung eingesetzt, da sie weniger Nebenwirkungen aufweisen. Paracetamol kann zu Leberschädigungen führen und Metamizol kann eine Hypotonie oder Vasodilatation herbeiführen. NSAR können zu Blutungen, Ulkusbildungen im Magen-Darm-Trakt, Nierenfunktionsstörungen und Störungen der Blutgerinnung führen. Demzufolge sollten Nicht-Opioidanalgetika eher weniger eingesetzt werden bei älteren Menschen, da diese häufig gastrointestinal, renal und kardiovaskulär vorgelastet sind.

In Stufe zwei erfolgt der Einsatz von einem mittelstarken Opioid, um die Therapie zu ergänzen. Zu den mittelstarken Opioiden zählt Tramadol und Tilidin. Ist die Analgesie unzureichend, werden starke Opioide anstatt der mittelstarken Opioide eingesetzt. Starke Opioide sind z.B Morphin, L-Methadon, Fentanyl und Buprenophin. Opioide weisen eine

---

[68] Vgl. Scuteri, D.; Morrone, L.; Rombolà, L. (2017), S. 6
[69] Vgl. O'Hare, J.; White, C.; Passmore, P. (2009), S. 231

geringere Nebenwirkungsrate auf im Vergleich zu den Nicht-Opioidanalgetika. Dennoch sollte eine Obstipationsprophylaxe durchgeführt werden. Wichtig ist zudem die Dosis der Opioide langsam zu steigern, damit keine Nebenwirkungen wie Sedierung, Halluzinationen oder Verwirrtheit auftreten[70].

Adjuvante Medikamente, wie Antidepressiva, Hypnotika, Anxiolytika und Antipsychotika können den analgetischen Effekt unterstützen. Diese Forschungsergebnisse sind allerdings nur bei Untersuchungen von Menschen ohne kognitiven Einschränkungen verfügbar[71]. Adjuvante Medikamente werden vor allem auch bei neuropathischen Schmerzen eingesetzt[72]

Auch wenn Schmerzen durch ein Screening entdeckt werden und durch ein fokussiertes Assessment adäquat eingeschätzt werden, ist das Schmerzmanagement bei Menschen mit Demenz in stationären Pflegeeinrichtungen häufig unzureichend[73].

Eine Studie von Li et al. kam zu dem Entschluss, dass Schmerzassessments in stationären Pflegeheimen konsequent durchgeführt wurden bei Menschen mit kognitiven Einschränkungen. Allerdings wurde die Verlaufskontrolle des Schmerzmanagements, einschließlich die Therapie und Anamnese, unzureichend durchgeführt. Demzufolge bekamen Zupflegende mit kognitiven Einschränkungen weniger Analgetika als Zupflegende ohne kognitiven Einschränkungen[74]. Auch Plooij et al., Moschinski et al. und Morrison et al. bestätigen, dass Menschen mit Demenz im Vergleich zu Menschen ohne kognitiven Einschränkungen weniger Analgetika erhalten und der Schmerz unzureichend behandelt wird[75,76,77].

Allerdings beweist eine Studie von Haasum et al., dass Menschen mit Demenz in schwedischen stationären Pflegeeinrichtungen genauso viele Analgetika und Opioide oder sogar mehr bekamen wie Menschen ohne Demenz. Sie bestätigen aber auch, dass in älteren Studien die meisten Menschen mit Demenz weniger Analgetika oder nur als Bedarfsmedikation bekamen aufgrund der berüchtigten Nebenwirkungen[78].

[70] Vgl. Bausewein, C.; Roller, S.; Voltz, R. (2015), S. 94ff.
[71] Vgl. Husebo, B.; Kunz, M.; Achterberg, W. (2012), S. 241
[72] Vgl. Bausewein, C.; Roller, S.; Voltz, R. (2015), S. 111
[73] Vgl. Husebo, B.; Kunz, M.; Achterberg, W. (2012), S. 241
[74] Vgl. Li, J.; Snow, A.; Wilson, N. (2015), S. 476ff.
[75] Vgl. Plooij, B.; van der Spek, K.; Scherder, E. (2012), S.383
[76] Vgl. Moschinski, K.; Kuske, S.; Andrich, S. (2017), S.14
[77] Vgl. Morrison, R.; Siu, A. (2000), S. 246ff.
[78] Vgl. Haasum, Y.; Fastbom, J.; Fratiglioni, L. (2011), S. 288f.

Allerdings hat Husebo et al. bewiesen, dass sich bei Menschen mit Demenz mit einer adäquaten Schmerzbehandlung, durch Paracetamol, Morphin oder Pregabalin, Verhaltensauffälligkeiten signifikant reduzieren lassen[79].

---

[79] Vgl. Husbeo, B.; Ballard, C., Sandvik, R. (2011), S. 1ff

3 Schlussbetrachtung

Ziel der Arbeit war es herauszufinden, wie unterschiedlich das Schmerzerleben bei den verschiedenen Typen der Demenz auftritt. Leider ist zu diesem Thema noch nicht all zu viel erforscht wurden, dass es als evidenzbasiert definiert werden kann. Weitere Studien im Bezug auf die verschiedenen Typen der Demenz und auf das Schmerzerleben sind in Gange. Interessant wäre herauszufinden, ob die motivational-affektive Komponente des Schmerzes bei Menschen mit vaskulärer Demenz wirklich verändert ist. Wenn bei den unterschiedlichen Typen der Demenz die Komponenten des Schmerzes verschieden ausgeprägt sind, wäre es auch sinnvoll unterschiedliche Einschätzungsinstrumente zu entwerfen und zu testen, umso das Schmerzmanagement bei Menschen mit Demenz zu verbessern. Die Wong-Baker Skala wäre vermutlich dann bei Menschen mit Vaskulärer Demenz eher einzusetzen, als bei Menschen mit Alzheimer-Demenz. Bei Menschen, die an einer Alzheimer-Demenz leiden, wobei die sensorisch-diskriminative Komponente und damit die Angabe von Lokalisation, Intensität und Qualität des Schmerzes nicht verändert ist, wäre dann die Numerische Rating Skala einzusetzen. Es könnte sogar der Fall sein, dass Menschen mit einer Alzheimer Demenz auch mit multidimensionalen Assessmentinstrumenten umgehen könnten.

Evidenzbasierte Interventionen sind vor allem beim Selbstassessment bestätigt wurden. Es wurde bestätigt, dass Menschen mit Demenz mindestens mit einem Selbsteinschätzungsinstrument umgehen können. In der Praxis werden meiner Meinung nach oft Fremdeinschätzungsinstrumente eingesetzt und viele Zupflegende werden deshalb nur unzureichend medikamentös behandelt. Viele Ärzte sind auch der Meinung, dass Analgetika bei Menschen mit Demenz zu vielen Nebenwirkungen führen. Wie es auch in den oben genannten Studien, durch die Unterversorgung der Zupflegenden mit Demenz, bestätigt wird. Forschungen, inwieweit Analgetika bei Menschen mit Demenz im Vergleich zu Psychopharmaka für Sedierung oder Halluzinationen sorgen, wären äußerst interessant und würde zu mehr Klarheit in diesem schwierigen Thema führen.

4 Literaturverzeichnis

Ahn, H.; Horgas, A. (2014): Does Pain Mediate Or Moderate the Effect of Cognitive Impairment in Aggression in Nursing Home Residents with Dementia. In: Asian Nursing Research, (2014), Heft 8, S. 105-109.

Ballard, C., Orrell, M., & YongZhong, S. (2016): Impact of Antipsychotic Review and Nonpharmacological Intervention on Antipsychotic Use, Neuropsychiatric Symptoms, and Mortality in People With Dementia Living in Nursing Homes: A Factorial Cluster-Randomized Controlled Trial by the WHELD Program. In: Am J Psychiatry, Vol. 173 (2016), Heft 3, S. 252-262.

Bausewein, C., Roller, S., & Voltz, R. (2015): Leitfaden Palliative Care. Palliativmedizin und Hospizbetreuung. In: Bausewein, C.; 5. Auflage, München 2015: Urban & Fischer .

Benedetti, F., Vighetti, S., & Ricco, C. (1999): Pain treshold and tolerance in Alzheimer's disease. In: PAIN, Vol. 80, Nr. 1-2, S. 377-382.

Chow, S., Chow, R., & Lam, M. (2016): Pain assessment tools for older adults with dementia in long-term care facilities: a systematic review. Toronto

Corbett, A., Husebo, B., & Malcangio, M. (2012): Assessment and treatment of pain in people with dementia .In: Nature Review Neurology, Heft 8, S. 264-274.

de Tommaso, M., Arendt-Nielsen, L., & Defrin, R. (2016): Pain in Neurodegenerative Disease: Current Knowledge and Future Perspectives. In: Behavioural Neurology, Vol. 2016, S. 1-14.

Haasum, Y., Fastbom, J., & Fratiglioni, L. (2011): Pain Treatment in Elderly Persons With and Without Dementia. In: Drugs Aging, Vol. 28 (2011), Heft 4, S. 283-293.

Habiger, T., Flo, E., & Achterberg, W. (2016): The Interactive Relationship between Pain, Psychosis and Agitation in People with Dementia: Results from a Cluster-Randomised Clinical Trial. In: Behavioural Neurology, Vol. 2016, S. 1-8.

Hadjistavropoulos, R., Herr, K., & Truk, D. (2007): An Interdisciplinary Expert Consensus Statement on Assessment of Pain in Older Persons. In: Clinical Journal of Pain, Vol. 23, Heft 1, S. 1-43.

Herr, K. (2011): Pain assessment strategies in older Patients. In: The Journal of Pain, Vol. 12, Heft 3, S. 3-13.

Herr, K., Bjoro, K., & Decker, S. (2006): Tools for Assessment of Pain in Nonverbal Older ADults with Dementia: A State-of-the-Science Review. In: Journal of Pain and Symptom Management, Vol. 31, Heft 2, S. 170-192.

Holmes C., A. J. (2016). Dementia . Psychiatric Disorders, S. 687-690.

Hughes, L., Mthembu, M., & Adams, L. (2012): Managing chronic pain in patients with dementia. In: Midlife and Beyond- Pain, Heft 7, S. 18-25.

Husebo, B. (2016): Identifying and Managing Pain in People with Alzheimer's Disease and Other Types of Dementia: A Systematic Review. In: CNC Drugs, Heft 30, S. 481-497.

Husebo, B., Ballard, C., & Fritze, F. (2013): Efficacy of pain treatment on mood syndrome in patients with dementia: a randomized clinical trial. Geriatric Pychiatry, S. 828-836.

Husebo, B., Ballard, C., & Sandvik, R. (2011): Efficacy of treating pain to reduce behavioural disturbancees in residents of nursing homes with dementia: a cluster randomised clinical trial. In: BMJ, Heft 7, S. 1-10.

Husebo, B., Kunz, M., & Achterberg, W. (2012): Pain Assessment and Treatment Challenges in Patients with Dementia. In: Zeitschrift für Neurologie,Vol. 23, Heft 4, S. 237-246.

Kunz, M., Lautenbacher, S., & Schepelman, K. (2007): The facial expression of pain in patients with dementia. In: Pain, Vol. x (2007), Heft x, S. 1-8.

Li, J., Snow, A., & Wilson, N. (2015): The Quality of Pain Treatment in Community-Dwelling Persons with Dementia. In: Dementia and Geriatric Cognitive Disorders, Vol. x (2015), Heft 5, S. 470-481.

Malara, A., De Biase, G., & Bettarini, F. (2015): Pain Assessment in Elderly with Behavioral and Psychological Symptoms of Dementia . In: Journal of Alzheimer's Disease, Vol. 50 (2015), Heft 4, S. 1217-1225.

Manfredi, P., Breuer, B., & Meier, D. (2003): Pain Assessment in Elderly Patients with Severe Dementia. In: Journal of Pain and Symptom Mangement, Vol. 25 (2003), Heft 1, S. 48-52.

Merskey, H.; Bogduk, N. (1994), http://www.iasp-pain.org (Stand: 20.09.18)

Monroe, T., Gore, J., & Chen, L. (2015): Pain in People With Alzheimer Disease: Potential Applications for Psychophysical and Neurophysiological Research. In: PMC, Vol. 25 (2015), Heft 4, S. 1-25.

Morrison, R., & Siu, A. (2000): A Comparison of Pain and Its Treatment in Advanced Dementia and Cognitively Inatct Patients with Hip Fracture. In: Journal of Pain and Symptom Management, Vol. 19 (2000), Heft 4, S. 240-248.

Moschinski, K., Kuske, S., & Andrich, S. (2017): Drug-based pain management for people with dementia after hip or pelvic fractures: a systematic review. In: BMC Geriatrics, Vol. 17 (2017), Heft 1, S. 1-15.

O'Hare, J., White, C., & Passmore, P. (2009): Recognition and management of pain in patients with dementia. In: GM, Vol. 39 (2009), Heft 4, S. 227-232.

Paladini, A. F. (2015): Chronic Pain in the Elderly: The Case for New Theapeutic Strategies. In: Pain Physician Journal, Vol. 18 (2015), Heft 5, S. 863-876.

Park, H. (2012): Effect of Musik on Pain for Home-Dwelling Persons with Dementia. In: Pain Management Nursing, Vol. 11 (2012), Heft 3, S. 141-147.

Passmore, P., Wilson, D., & McGuiness, B. (2010): Recognition and Management of Pain in Dementia. In: GM, Vol. 40 (2010), Heft 9, S. 499-507.

Pickering, G. Z. (2018): Pain Management in Older Adults - A Nursing perspective. Cham: Springer .

Plooij, B., van der Spek, K., & Scherder, E. (2012): Pain Medication and Global Cognitive Functioning in Dementia Patients with Painful Conditions. In: Drugs Aging, Vol. 29 (2012), Heft 5, S. 377-384.

Raja, S., & Haanpää, M. (2015): Neuropathic Pain. Washington D.C.: IASP.

Scherder, E., & Bouma, A. (2000): Acute versus Chronic Pain Experience in Alzheimer's Disease. In: Dementia and Geriatric Cognitive Disorders, Vol. 11 (2000), Heft 1, S. 11-16.

Scherder, E., Sergeant, J., & Swaab, D. (2003): Pain processing in dementia and its relation to neuropathology. THE LANCET Neurology, Vol. 2 (2003), Heft 11, S. 677-686.

Schofield, P. (2012): Pain management in older adults . In: Medicine In Older Adults (Elsevier), Vol. 41 (2013), Heft 1, S. 34-38.

Scuteri, D., Morrone, L., & Rombolà, L. (2017): Aromatherapy and Aromatic Plants for the Treatment of Behavioural and Psychological Symptoms of Dementia in Patients with AD: Clinical Evidence and Possible Mechanisms. In: Evidence-Based Complementary and Alternative Medicine, Vol. 2017 (2017), Heft x, S. 1-8.

van Kooten, J., Smalbrugge, M., & van der Wouden, J. (2017): Prevalence of Pain in Nursing Home Residents: The Role of Dementia Stage and Dementia Subtype. In: J Am Med Dir Assoc., Vol. 18 (2017), Heft 6, S. 1-6.

Zwakhalen, S. (2017): Pain in Dementia. In S. Schüssler, & C. Lohrmann, Dementia in Nursing Homes (S. 1-248). Cham: Springer.

Zwakhalen, S., Hamer, J., & Abu-Saad, H. (2006): Pain in elderly people with severe dementia: A systematic review of behavioural pain assessment tools. In: BMC Geriatrics,Vol. 6 (2006), Heft 3, S. 1-15.

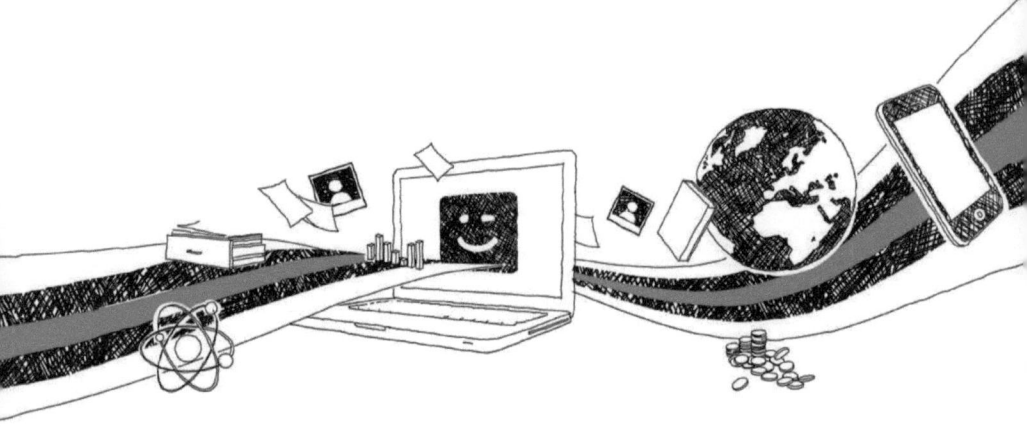
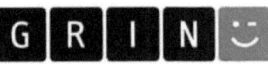